AF588723

MÉMOIRE

SUR L'ABUS

DE

L'ENSEVELISSEMENT DES MORTS,

PAR M. DURANDE,

de l'Académie de Dijon, & de la Société Royale de Médecine.

Précédé de RÉFLEXIONS sur quelques propriétés du principe de la vie, & sur le danger des inhumations précipitées;

PAR M. THOMASSIN,

Ancien Chirurgien-major des hôpitaux militaires, Maître en chirurgie de la ville de Dole, Membre de plusieurs Académies, Chirurgien-major du Régiment d'Artois, cavalerie, &c.

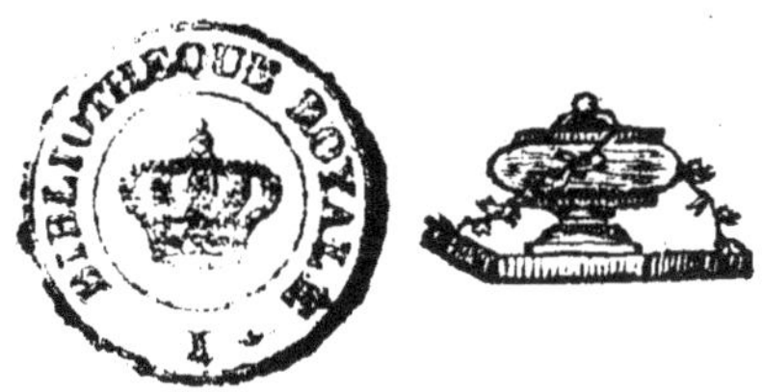

A STRASBOURG,

DE L'IMPRIMERIE DE LEVRAULT.

AVEC APPROBATION ET PERMISSION.

1789.

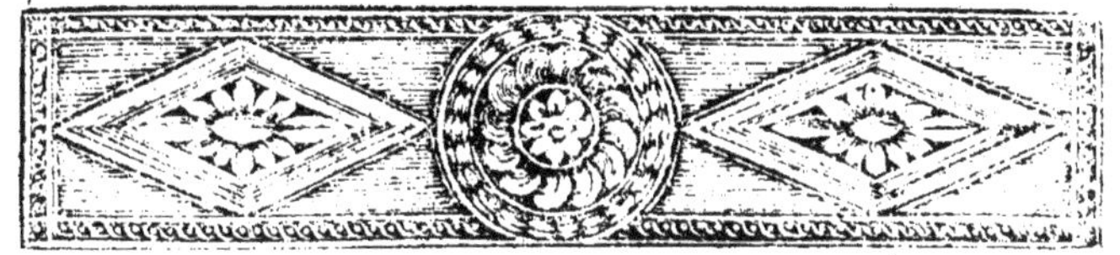

RÉFLEXIONS DE L'ÉDITEUR.

Lorsque les abus offensent la nature, c'est au sentiment & à la raison à s'unir pour les renverser ; c'est par le cri public qu'ils doivent être détruits.

Si rien n'est plus certain que la nécessité de la mort, rien ne l'est moins que le moment de l'extinction totale du principe de la vie. L'art de ne point confondre les vivans avec les morts a encore ses incertitudes. Enfin, je laisse échapper une vérité cruelle, le diagnostique de la mort est équivoque en plusieurs cas, & nous courons les risques, malgré les leçons de quelques savans recommandables, d'être ensevelis & même enterrés, avant que nous ayons entièrement cessé d'être.

L'hiſtoire de tous les temps nous offre d'effrayans exemples du tribu que notre inſouciance, à l'égard des morts, a payé à l'uſage barbare de les enſevelir & de les inhumer promptement.

C'eſt contre cette inſouciance odieuſe, c'eſt contre cet uſage cruel, que j'oſe m'élever aujourd'hui, en uniſſant ma voix à celle d'un citoyen éclairé & vertueux. Je ne les combattrai point par des ſarcaſmes, en invectivant ceux qui connoiſſent le mal ſans avoir le courage d'y remédier : mais j'agiterai leur ſenſibilité ; je les effrayerai, en leur montrant les meurtres fréquens dont ils ſe rendent coupables, & je trouverai dans leur cœur l'arme la plus puiſſante. Que n'ai-je la logique & la force de ſtyle de Rouſſeau pour convaincre, & l'univers entier pour m'entendre !

On ne pouvoit publier ces réflexions dans une circonſtance plus avantageuſe. Au moment où la patrie invite tous ſes enfans à méditer ſur le grand objet du bonheur public, regarderoit-on avec indifférence un ſujet qui intéreſſe de ſi près la vie, le repos & le bonheur de tous les citoyens ?

Le Mémoire de M. Durande eſt fait pour intéreſſer tous les hommes: aucun ne peut ſe flatter d'échapper à l'abus qu'il combat. Qu'on ſe place en idée, pour un inſtant, dans les entraves dont on environne les morts dans l'enſeveliſſement; qu'on ſe figure être au moment où, rappelé à la vie, par une dernière reſſource de la nature, on lutte par des efforts impuiſſans contre les liens funéraires, contre les planches d'un cercueil. Quelle horreur! ſurtout ſi en ce moment l'homme a aſſez de connoiſſance pour ſentir ſon état.

Je n'ai pu lire sans une sorte de frémissement l'exposé que M. Hecquet, chirurgien-major de l'hôpital militaire de Dunckerque, fait de l'état d'un cadavre, enlevé de l'église S. Eloy de cette ville, lors de la grande exhumation en 1784. „ Comme je faisois ouvrir les cercueils, les uns après les autres, dit M. Hecquet, il s'est rencontré un cadavre entier, couché sur le côté droit, la tête & les genoux fléchis, poussant la planche latérale droite, & ayant le bras gauche, les fesses & les talons contre la planche latérale gauche. L'on m'a dit, continue-t-il, que ce cadavre étoit enterré depuis environ huit ans. Sa position, la seule que j'aie rencontrée de cette espèce, laisse croire que ce corps a été mis dans le cercueil dans un état léthargique; que revenant de cet accès, il se sera débattu, & que mort au milieu de ses efforts, il aura conſervé l'attitude dans laquelle il a été trouvé (*a*). » Peut-on imaginer une ſituation plus cruelle, une mort environnée de plus d'horreurs !

Toutes les expériences ſur l'irritabilité (*b*) prouvent que le principe vital ou ſenſitif, car l'un ne peut ſubſiſter ſans l'autre, ſurvit long-temps aux apparences de la mort. On ſait que le cœur des anguilles & de tous les ſerpens ſe contracte après qu'il eſt ſéparé du corps, juſqu'à ce que ſes

---

(*a*) *Recueil de pièces, concernant l'exhumation de Dunckerque, p. 48.* Heureuſement que les exhumations, ſemblables à celles dont ce recueil nous offre l'hiſtoire, ſont rares ; elles nous fourniroient peut-être de trop fréquens exemples de pareilles mépriſes, qui nous laiſſeroient la douleur de voir que beaucoup de ſujets recouvrent dans le tombeau l'uſage de leurs ſens, en nous tranſmettant d'affreuſes preuves qu'ils y ont perdu la vie dans un état de rage & de déſeſpoir.

(*b*) Propriété de la fibre muſculaire, de ſe contracter ou de ſe rider, de s'agiter enfin, lorſqu'on la touche avec des ſtimulans.

fibres commencent à ſe deſſécher, & qu'encore alors une légère piquure le remet pour quelque temps en mouvement (*c*).

Dire que cette propriété de la fibre animale peut ſubſiſter en elle après l'extinction abſolue du principe vivifiant, ce feroit répéter une abſurdité, qui a eu, il eſt vrai, d'illuſtres partiſans, mais dont on ſent aujourd'hui toute la fauſſeté ; ce feroit revenir aux qualités occultes des anciens philoſophes.

On peut donc aſſurer que tant que les parties d'un animal ſont irritables, elles ſont remplies de vie, & d'une vie active, agiſſante, prête à rentrer dans tous ſes droits, ſi rien ne s'oppoſoit

(*c*) Ces fibres ne perdent entièrement leur irritabilité qu'en perdant la ſoupleſſe néceſſaire à leur mobilité. Il ne feroit peut-être pas impoſſible de leur rendre la première propriété, en leur redonnant la ſeconde. Je me propoſe de me livrer quelque jour à des expériences relatives à cette idée.

à ſon développement. Mais à meſure que le principe vital ſe diſſipe & s'affaiſſe, l'irritabilité s'anéantit; celui-là exiſte même encore long-temps dans un état d'affaiſſement, lorſqu'il ne ſubſiſte déjà plus aucun indice de celle-ci.

Il y a des animaux dont la viabilité eſt fort difficile à détruire: tant que les organes, qui ſont chez eux les principaux agens de la vie, ne ſont pas conſidérablement altérés, ils ſont ſuſceptibles d'en jouir, même après avoir été long-temps dans un état qui annonçoit qu'elle étoit détruite ſans retour.

M. Bouger, dans ſon ouvrage ſur la figure de la terre, raconte d'après le témoignage du père Gumillo, jéſuite, & des Indiens du Pérou, qu'on trouve dans ces contrées un gros ſerpent venimeux, lequel, étant mort & deſſéché à l'air libre ou à la fumée d'une cheminée, a la propriété de redevenir vivant, dès qu'on l'expose pendant quelques jours au soleil, dans une eau stagnante & corrompue.

Ce fait si étonnant, s'il est vrai, n'est pas plus incroyable que la résurrection bien avérée de plusieurs espèces de polypes & de vers d'eau douce, dont plusieurs célèbres naturalistes nous ont développé l'histoire. Leuwenhoek a été le premier qui nous a offert l'étonnant spectacle d'un animal qu'il faisoit vivre & mourir à volonté.

Le rotifère est une espèce de polype qu'on trouve ordinairement dans le sable des tuiles & des gouttières; sa queue est formée en manière de trident, son corps est gros & épais, & sa tête est divisée en deux tronçons, qui portent sur leurs sommets l'apparence de deux roues, dont la structure & le jeu sont extrêmement curieux. Ce sont ces roues qui lui ont fait donner le nom de rotifère. Leuwenhoek, Baker, Roffredi, Spallanzani, ont étudié à fond l'hiftoire de ce fingulier animal ; ils ont fuivi fon développement, fa propagation, fa mort, fa réfurrection, fous les lentilles du microfcope. On lit dans le fecond volume des Opufcules de phyfique animale du dernier de ces auteurs, un précis des plus curieufes obfervations, faites fur le rotifère. Je ne citerai que celles qui font néceffaires à mon fujet.

Cet animal ne vit que dans l'eau ; il meurt & fe deffèche lorfqu'il en eft privé ; du moins il paroît alors véritablement mort. Quelques gouttes d'eau fuffifent pour le rappeler à la vie. Ce polype eft extrêmement agile ; il imprime à fes roues un mouvement fi rapide que Leuwenhoek a cru qu'elles tournoient véritablement : mais Spallanzani & Fontana ont vu que cette rotation apparente n'eſt que l'effet de l'agitation vive & ſucceſſive des bras dont l'eſpèce d'aigrette de l'animal eſt compoſée, & que par une erreur d'optique, on avoit priſe pour un mouvement circulaire.

Le rotifère peut être gardé pendant pluſieurs années dans un état de parfaite deſſication, & par conſéquent de mort, ſans qu'il perde ſa propriété de reprendre le mouvement & la vie, dès que, par quelques gouttes d'eau, on aura rendu à ſes organes la ſoupleſſe néceſſaire pour ſe prêter aux fonctions de l'animalité.

Le même rotifère peut mourir & reſſuſciter pluſieurs fois.

Lorſqu'il eſt privé d'humidité, il ſe deſſèche, ſe rapetiſſe, ſe défigure au point d'être abſolument méconnoiſſable; il n'eſt plus poſſible de lui ſuppoſer une organiſation, & tout ſemble prouver qu'on eſt fondé à le croire parfaitement mort. Il ſupporte une chaleur de 54 degrés au-deſſus de la glace, ſelon le thermomètre de Réaumur, & un froid de 19 au-deſſous, ſans perdre la propriété de reſſuſciter.

M. l'abbé Fontana a laiſſé le polype à roues pendant deux ans & demi hors de l'eau, & expoſé pendant tout l'été à l'ardeur du ſoleil : remis enſuite dans l'eau, au bout de deux heures, il a recouvré la vie & le mouvement. Il en a mis un ſur une lame de verre, qui a été expoſée pendant tout un été au grand ſoleil ; il s'y étoit tellement deſſéché qu'il étoit devenu ſemblable à une goutte de colle aride : il ne fallut également que quelques gouttes d'eau pour lui rendre la vie.

Le même obſervateur a auſſi fait ſécher pluſieurs fois le ver qu'on appelle *ſeta equina*, ou *gordius* : il avoit perdu tout ſon volume & ſon poids ; il reſſembloit à une paille écraſée & aride ; ſa peau étoit retirée au point de ne laiſſer aucune cavité ſenſible ; enfin, on ne pouvoit plus douter qu'il ne fût véritablement mort. En moins d'une demi-heure il reprit dans l'eau ſon volume & ſon poids, & donna bientôt des ſignes de vie non équivoques & permanens (*d*).

L'animal que M. l'abbé Spallanzani appelle *tardigrade*, qui eſt trois ou quatre fois plus gros que le rotiſère, a auſſi, comme ce dernier, la propriété de reſſuſciter avec les mêmes phénomènes (*e*).

On connoît la fameuſe expérience

(*d*) M. l'abbé Fontana nous promet un ouvrage ſur la vie & la mort apparente des animaux, dans lequel il raſſemblera des faits curieux & intéreſſans, qui jetteront un grand jour ſur la phyſique de la vie & de la mort. Il eſt à deſirer pour l'avancement des ſciences philoſophiques, que ce ſavant tienne bientôt ſa parole.

(*e*) Opuſcules. Tom. 2. p. 349.

de Baker, faite fous les yeux de plusieurs favans de la fociété royale de Londres, fur les vers du blé niellé. Il avoit, en 1771, une portion de ce blé, qui lui avoit été donné par le célèbre Néedham, en 1744; la réfurrection de ces animalcules réuffit parfaitement après vingt-fept ans.

Que conclure de ces faits furprenans? Que ce que nous appelons le principe vital ou vivifiant ne nous eft point connu; que nous n'avons pas des fignes pofitifs, clairs, fufceptibles d'être faifis par tout le monde, qui indiquent le moment de fon entière extinction.

On m'objectera peut-être que les faits que je viens de citer font des exceptions à l'ordre général de la nature; qu'ils n'ont lieu que fur un petit nombre d'animalcules, tandis que tous les animaux à fang chaud que nous connoiffons ne font point fuſceptibles d'être rappelés à la vie, quand une fois ils ſont jugés être réellement morts.

Une foule d'exemples, malheureuſement trop connus, répondent à cette objection. Les perſonnes qui ont été enſevelies & enterrées comme mortes, & qui ſont enſuite revenues à la vie, ou qui ont ſuccombé ſous l'impuiſſance de leurs efforts, ſont des témoignages affreux, qui dépoſent en faveur de l'analogie exiſtante entre les anneaux de la grande chaîne des êtres de la nature.

Nous ne pouvons pas douter que beaucoup d'animaux, autres que le polype à roue, la tardigrade, les vers des tuiles, du blé niellé, &c., n'aient comme eux la propriété reſſuſcitante, même après de longues & conſtantes apparences de mort. Les phénomènes de l'irritabilité, ſubſiſtant long-temps dans leurs organes, après

après même qu'ils ſont altérés juſqu'au point de ne plus laiſſer aucun eſpoir, nous induiſent à croire qu'en pluſieurs cas, où la mort ſemble être évidente, il ne ſaudroit que trouver le ſtimulant propre à relever le principe vital affaiſſé, pour remettre le grand balancier de la machine en mouvement, & rappeler l'animal à la vie. Ce ſtimulant ne ſera probablement pas le même pour toutes les eſpèces d'animaux, qui, à raiſon de leur organiſation particulière, ou même individuelle, ſont ſuſceptibles de reſſuſciter à des diſtances plus ou moins éloignées de l'époque de leur mort (*f*).

(*f*) Il n'eſt pas ici queſtion de la mort abſolue; j'entends ſeulement par ce mot, l'état dans lequel ſe trouve l'homme ou l'animal, depuis la fin de l'agonie juſqu'à la mort réelle, conſommée par l'anihilation abſolue du principe vital. Cet état peut durer plus ou moins long-temps, relativement à la cauſe

Tout animal peut vivre de deux manières; senſiblement & d'une manière active, ou inſenſiblement, d'une manière paſſive. Dans ce dernier cas, le principe vital affaiſſé n'exiſte plus que dans l'intérieur des principaux organes, qui en ſont les réſervoirs. Le cœur, le diaphragme & une partie du canal inteſtinal ſemblent être ceux où cette ſève précieuſe ſe conſerve le plus long-temps. N'écrivant point pour les perſonnes de l'art, je ne cite pas les faits & les expériences qui ſervent d'appui à cette propoſition, prouvée d'ailleurs autant que peuvent l'être celles qui, en phyſique & en médecine, ſont les plus évidentes. On peut donc répéter avec aſſurance que *le cœur eſt*

qui l'aura déterminé, ou à l'eſpèce de maladie qui aura précédé, à la viabilité plus ou moins grande de l'individu, & aux circonſtances naturelles ou accidentelles qui peuvent entretenir on anéantir ce reſte de vie, retiré dans les principaux organes.

la première partie qui vit & la dernière qui meurt. Mais le principe vivifiant peut ſubſiſter dans beaucoup d'autres organes, dans un état paſſif à la vérité, quoique l'animal ſoit déjà dans un état de mort, & que tous les mouvemens extérieurs ſoient ſuſpendus. Si cet état ſubſiſte long-temps, les organes éloignés du cœur s'affaiſſent par la diſſipation de leur principe vivifiant, les ſens ſe perdent, les ſenſations intérieures s'affoibliſſent, s'anéantiſſent enfin, & l'animal touche de près à la mort, qui aura lieu bientôt, ſi dans un eſpace de temps, déterminé par la réſiſtance que les parties liquides & ſolides offrent à la décompoſition, il ne ſe trouve point de ſtimulant propre à remettre en activité le très-peu de vie qu'il conſerve encore. Tant que les organes qui ſont le dépôt de ce principe précieux, ſeront ſains & intacts, que les fluides néceſſaires à leur mobilité n'auront éprouvé aucune altération, il n'importe pas combien de temps l'animal ſera reſté dans cet état de mort; fût-ce pendant un ſiècle, il eſt permis d'eſpérer, & de tenter les moyens de le rappeler à la vie.

N'y a-t-on pas rappelé des noyés qui étoient reſtés dans l'eau pluſieurs heures, pluſieurs jours, pluſieurs ſemaines même (*g*)? Peut-on raiſonnablement douter que tout mouvement vital n'eût été abſolument ſuſpendu chez ces ſujets, qui n'ont dû leur ſalut qu'à un heureux concours de circonſtances avantageuſes au développement du principe vital affaiſſé, & à la liberté de ſon extenſion dans tous les organes, qui étoient intègres & ſains?

Sans doute, tous les morts chez leſquels le principe de la vie pourra

(*g*) Pechlin. *De vita ſub aquis*, p. 131, 133, 134.

encore ſubſiſter, ne ſeront point dans le cas d'y être rappelés ; parce que l'altération d'un ou de pluſieurs organes eſſentiels, eſt un obſtacle au développement & à la communication de ce principe. D'ailleurs, le peu de certitude de nos connoiſſances ſur les cauſes de la vie & de la mort, fait que nous ne pouvons pas avoir des règles ſures, pour ſtimuler, agacer, exciter ce principe aſſoupi. Nous ſommes, à cet égard, très-peu avancés, & ce qu'on a découvert n'eſt rien en comparaiſon de ce qui reſte à découvrir. Quand nous réuſſiſſons à rappeler à la vie un noyé ou un aſphyxié, il ſemble que ce ſoit par haſard ; cela fait une ſenſation extraordinaire, les papiers publics en donnent l'hiſtoire, comme d'un phénomène ; tandis que, ſi nous avions une méthode qui fût le réſultat de connoiſſances poſitives, rien ne feroit plus commun que les résurrections de personnes mortes de causes violentes. Nous ne pouvons nier que nos soins ne soient infructueux sur les quatre-vingt-dix-neuf-centièmes des sujets, sur ceux même qui paroissent dans les circonstances les plus heureuses pour en assurer le succès (*h*).

(*h*) Je n'entends parler que des secours administrés sagement ; car ceux qui le sont mal sont encore une cause de nos mauvais succès.

Je me souviendrai toujours, & avec douleur, d'avoir vu retirer de l'eau deux dragons du régiment de Bourbon, après une demi-heure de submersion. Plusieurs chirurgiens de la ville, qui est une des grandes du royaume, s'emparèrent de ces deux hommes : on les déposa sur le lit-de-camp d'un corps-de-garde, où, sous prétexte de vider les intestins, on leur injecta plusieurs seringuées d'eau froide, capable d'anéantir un reste de chaleur, si favorable à la conservation d'une très-petite vie. On les porta ensuite à deux cents pas de là, pour les envelopper de vêtemens chauds. On leur administra alors, sans ordre, sans guide & sans méthode, frictions, fumée de tabac, saignées, esprit volatil, &c. Bientôt les prunelles se dilatèrent, l'œil se flétrit, les membres se roidirent, la mâchoire se relâcha ; & si l'on ne dut

Quant aux ſecours que l'on pourroit donner à ceux qui meurent de maladie, cela ne s'eſt pas encore préſenté à notre penſée. Le haſard nous a quelquefois forcés à ne point enterrer des vivans, que nous avions déjà portés ſur le bord de leurs foſſes; pluſieurs ont été rappelés à la vie, par l'heureux effet des reſtes d'une bonne conſtitution; d'autres nous ont laiſſé d'horribles preuves qu'ils avoient vécu dans leur tombeau. Mais combien eſt grand le nombre de ceux que l'enſeveliſſement & le cercueil ont expédiés vers les ſombres bords, avant l'heure marquée par la nature, & dont l'obſcurité des tombeaux nous

---

pas conclure de ces ſignes fâcheux, que le principe vital ſe trouva alors entièrement anéanti, on pouvoit au moins aſſurer qu'ils annonçoient l'impoſſibilité de le remettre en mouvement, & qu'il s'étoit fait dans les viſcères des ſtaſes qui rendoient le retour à la vie impoſſible.

a dérobé la connoiſſance ! N'arrachons point de la retraite des morts des faits ſi propres à contriſter les vivans ; ne nous occupons de ces malheurs que pour ſonger à les prévenir.

Il eſt donc prouvé, d'une manière inconteſtable, que le principe vivifiant eſt ſuſceptible de tomber dans un état d'inertie, qui eſt le préliminaire d'une mort parfaite, à laquelle cet état conduit ; & que lorſque aucune cauſe, naturelle ou artificielle, ne vient réveiller ce principe inerte, il ſe diſſipe peu à peu, à meſure que les autres élémens ſe déſuniſſent (*i*). Nous voyons

---

(*i*) Le principe de la vie ne feroit-il pas un principe élémentaire ? N'exiſteroit-il pas dans un état de combinaiſon avec les autres élémens ? La privation entière de ce principe n'annonce-t-elle pas la déſunion prochaine de tous les autres ? C'eſt au moins ce qui ſemble avoir lieu dans les végétaux & dans les animaux. Seroit-il déraiſonnable de penſer, que ce pourroit être ce principe, uni & combiné d'une manière particulière avec les autres principes élémentaires,

en effet dans les animaux reſſuſcitans, que lorſqu'on a ſoumis leurs corps à une chaleur humide, qui les a réduits en une matière glutineuſe, & déformé leurs organes, ils périſſent ſans retour. Il en eſt de même lorſqu'ils ont été étouffés par des odeurs âcres ou des liqueurs corroſives; mais quand ils ſont ſimplement deſſéchés, que leur organiſation n'eſt qu'affaiſſée, ſans être altérée, leur réſurrection eſt immanquable.

Il n'eſt point rare de voir des perſonnes mortes ſubitement, à l'ouverture du corps deſquelles on ne découvre rien qui ait pu être la cauſe de la mort. Dans ce cas, où tous les organes conſervent leur intégrité, ſeroit-il abſurde de regarder la mort

---

qui donneroit à la matière les propriétés particulières de l'animalité? Ce principe, émané de l'Auteur de la Nature, & modifié par lui, eſt probablement un des grands agens de l'univers, & ſur lequel nous n'avons encore que des apperçus très-circonſcrits.

comme une ſimple ſuſpenſion des mouvemens vitaux ; & ne ſeroit-on pas fondé à eſpérer & à ſolliciter le retour à la vie ? N'eſt-il pas tout au moins imprudent de ſe hâter d'enſevelir, d'ouvrir ou d'enterrer les corps des morts qui ont été frappés ſubitement; & l'uſage de ne procéder aux obſèques qu'au bout de quarante-huit heures, n'eſt-il pas inſuffiſant ? Tous les avantages qui peuvent réſulter de ce délai, ne ſont-ils pas d'ailleurs anihilés par l'uſage de l'enſeveliſſement & du cruel cercueil ?

On ne peut cependant pas conclure de tout ce qui vient d'être dit, que lorſque les organes ſont altérés par la cauſe qui a déterminé la mort, le principe vital ne peut plus ſubſiſter en eux ; mais ſeulement que cette altération, portée à un degré conſidérable, rend ſon développement impoſſible, s'oppoſe à ſa communication & à son équilibre ; que par conséquent, quand on parviendroit à faire revivre quelques-uns de ces morts, ce ne seroit que pour quelques momens, leur perte étant toujours inévitable. Tel est le sort d'un grand nombre d'asphyxiés, de léthargiques, de noyés, chez lesquels les secours semblent d'abord être efficaces : comme Eurydice, ils reviennent à la vie pour quelques instans, & périssent ensuite pour toujours, parce qu'il s'est fait dans leurs viscères des stases que la nature épuisée ne peut plus résoudre.

Nous n'avons point de signes positifs qui indiquent cette altération des organes intérieurs ; nous ne pouvons que la conjecturer d'après les accidens qui ont précédé la mort, ou qui y ont donné lieu ; & l'on sent combien, en pareil cas, un témoignage aussi fautif peut être récusable. D'ailleurs un déſordre marqué dans les principaux viſcères, ne feroit pas toujours ſuffiſant pour autoriſer une inhumation précipitée. Le cas, dont je vais rapporter les principales circonſtances, eſt fait pour inſpirer à cet égard la plus grande circonſpection.

Au mois de décembre 1769, dans un temps très-froid, un cavalier du régiment du Roi, après avoir reçu un coup d'épée dans la poitrine, & perdu beaucoup de ſang, demeura depuis le mardi juſqu'au dimanche dans un état de mort, couché ſur un eſcalier, au milieu des décombres d'un quartier démoli. Heureuſement que le haſard ne conduiſit perſonne auprès de lui, dans le courant de ces cinq jours; car l'état de cet homme, percé d'un coup d'épée, ſans mouvement & ſans ſentiment, n'auroit pas laiſſé le moindre doute ſur la certitude de ſa mort, & il auroit été enterré comme tel. Le froid étoit ſi vif que ce malheureux cavalier en eut les deux jambes gelées, & la mortification qui s'enſuivit fut la cauſe de ſa mort. Il avoit été précipité dans un état de mort par la perte de ſon ſang, de ſes forces & par le froid. Le poumon droit avoit été percé, & le ventricule droit du cœur, ouvert; les plaies s'étoient cicatriſées pendant les cinq jours que ces viſcères avoient ceſſé leurs fonctions. Il vécut encore dix jours à l'hôpital, & s'en ſeroit tiré ſi l'on eût procédé méthodiquement au traitement de la gangrène de ſes jambes (*k*).

Voilà certainement un exemple remarquable de mort apparente. Il

---

(*k*) *Journal de Médecine militaire, tom. 2. p. 387.* Cette obſervation, très-intéreſſante ſous d'autres points de vue que celui ſous lequel nous en faiſons uſage ici, mérite d'être lue en entier; elle eſt de M. Chaſtenet, le père, chirurgien-major de l'hôpital militaire de Lille.

prouve que dans cet état le cœur cesse de battre en conservant sa propriété vitale ; propriété qui, chez ce sujet, s'est aussi conservée dans le poumon, puisque les plaies de ces viscères se sont également réunies, pendant l'intervalle qu'il y a eu de la mort à la résurrection. Cet homme me semble offrir le phénomène que l'abbé Spallanzani desireroit de rencontrer : un animal dans lequel la vie seroit suspendue, parce que l'action mutuelle des solides & des fluides seroit arrêtée, & qui seroit privé de ses sens ; il formeroit, selon lui, l'anneau qui lieroit l'état de la plus petite vie avec celui de la mort.

L'état de mort doit avoir beaucoup de rapport avec celui des animaux engourdis par le froid. J'ai ouvert des grenouilles & des chauve-souris stupéfiées, & je n'ai vu en elles aucune marque de vie, ni de sentiment, tandis que d'autres de ces animaux dans le même état, étant approchés du feu, jouiſſoient, en quelques inſtans, de la vie & de toutes ſes propriétés. Le mot de ſommeil, par lequel on déſigne l'état de ces animaux, eſt donc très-impropre : on parleroit beaucoup plus exactement, ſi l'on diſoit qu'ils meurent pendant l'hiver & qu'ils reſſuſcitent au retour de l'été.

Mais l'état de mort a ſes degrés ; il eſt très-probable que les propriétés vitales ne ſe perdent pas toutes en même temps. Des obſervations aſſez conſtantes ont fait connoître, qu'elles vont en décroiſſant, de la circonférence vers le centre, où eſt le foyer de la plus grande vie. Les mouvemens extérieurs ſont arrêtés les premiers ; les ſens ſe perdent ſucceſſivement ; l'ouïe eſt celui qui ſe conſerve le plus long-temps. Les hiſtoriens nous ont tranſmis pluſieurs exemples de perſonnes mortes en apparence, qui, jouiſſant de ce ſens, entendoient les gémiſſemens de leurs proches, les arrangemens de leurs héritiers, les préparatifs de leurs ſépultures, & qui auroient dévoré toutes les horreurs d'une pareille ſituation, ſi le haſard ne les eût fait revivre avant le moment fatal de deſcendre pour jamais dans le ſéjour des morts.

Un officier de dragons, jeune & vigoureux, eſt laiſſé pour mort d'un coup d'épée, ſur le champ de bataille même. Le chirurgien-major de ſon régiment le trouve ſans reſſource; le mouvement des artères & du cœur eſt arrêté : les ſignes de mort les moins équivoques caractériſent ſa perte. Pluſieurs perſonnes tiennent conſeil, près du cadavre, ſur les moyens de le ſouſtraire aux recherches de la Juſtice : les uns ſont de l'avis de l'enterrer auſſitôt, les autres de de le couper par morceaux pour difperfer fes membres. Enfin, après une partie de la nuit écoulée en préparatifs de fépulture, un des amis du mort, le trouvant encore chaud, le fecoue, l'agite, l'appelle, invite le chirurgien-major à lui donner du fecours, & en quelques minutes on le tira de cet état. Il avoit entendu tout ce qui s'étoit fait & dit autour de lui, mais il ne pouvoit donner aucun figne de fentiment. L'effroi & la détreffe n'ont peut-être pas peu contribué à le rappeler à la vie.

Peut-on douter d'après de pareils faits, qu'il ne foit arrivé plufieurs fois qu'on ait enterré des perfonnes qui jouiffoient du fentiment fans pouvoir l'exprimer, & qui ont eu le défefpoir de connoître l'impoffibilité dans laquelle elles étoient, d'appeler de la fentence de profcription que les apparences de mort avoient fait prononcer contre elles. Qui ſait d'ailleurs, ſi l'opinion commune, que le ſentiment ceſſe immédiatement avec le mouvement vital, n'eſt point fauſſe dans tous les cas ?

Les partiſans les plus zélés des uſages anciens ne pourront ſe défendre de convenir que nous livrons nos ſemblables à la mort ſur des apparences bien légères. Dès que les marques extérieures de la vie ne ſubſiſtent plus, que la pâleur, la flaccidité, l'inſenſibilité abſolue s'y joignent, nous réputons mortes les perſonnes qui nous étoient les plus chères un inſtant auparavant; nous les éloignons de nous comme des objets d'horreur & de contagion. Bientôt nous ſerrons leurs membres dans des liens, nous les enfermons dans une boîte funéraire ; puis nous les faiſons porter dans un ſéjour inacceſſible, où ils ſont livrés à une deſtruction abſolue,

& retranchés pour toujours du nombre des vivans. Ne croiroit-on pas, en considérant nos usages à l'égard des morts, que nous craignons leur retour à la vie ? Nous prenons les précautions les plus propres à anéantir le peu qui pourroit leur en rester, & à nous dérober la connoissance des efforts de la nature, comme pour nous dispenser des soins qui pourroient l'aider à triompher.

Est-ce donc une nation philosophe, éclairée & sensible, qui se met dans le cas de recevoir de pareils reproches !

Je pense en avoir assez dit pour faire sentir la nécessité de réformer nos usages barbares ; la lecture du Mémoire de M. Durande achevera surement de convaincre ceux que je n'aurai fait qu'ébranler. Il m'auroit été facile de rassembler des faits, même récents, de méprises affligeantes en ce genre ; mais j'ai voulu éviter la prolixité. Ces faits sont d'ailleurs si connus que je les ai cru inutiles. Les personnes qui en seroient curieuses pourront aisément se satisfaire dans les différens auteurs qui en ont fait des collections ; mais particulièrement dans celle de M. Bruhier. Je crois devoir aussi indiquer l'ouvrage nouveau de M. Thierry, qui a pour titre, *La vie de l'homme respectée & défendue dans ses derniers momens*. On ne le lira pas sans intérêt.

En attendant que le Gouvernement veuille prendre cet objet en considération, & qu'un règlement, émané de la sagesse du Souverain, nous rassure sur le danger d'être ensevelis, encoffrés ou enterrés vivans, voici mes idées, pour suppléer au défaut d'un établissement public.

Je voudrois que l'on s'accoutumât à regarder les douze premières heures de la mort comme une continuation de la maladie ; que par conséquent on gardât le mort dans son lit, qu'on l'y tînt chaudement ; que de temps à autre on lui fît de légères frictions sur le bas-ventre & sur les extrémités ; que pendant cet espace de temps, le médecin ou le chirurgien qui l'auroit traité dans sa maladie, ou tout autre qu'il plairoit aux parens d'appeler, lui fît au moins deux visites, lesquelles auroient pour objet de constater la certitude de la mort, de donner ou de prescrire des secours, en cas qu'elle fût équivoque (*l*). Celui qui se

(*l*) Les visites, faites aux morts, seroient plus utiles aux gens de l'art qu'on ne pense. Ils acquerroient par-là le tact pour bien saisir le diagnostique de la mort, comme on acquiert, par l'exercice, celui qui est nécessaire pour bien connoître les maladies. Ils verroient les effets que les différentes causes de la mort laissent sur les cadavres, & leurs observations seroient utiles aux progrès de la médecine légale, qui est encore peu avancée en France.

chargeroit de visiter un mort, feroit particulièrement attention aux signes suivans, qui sont les seuls décisifs dans le cas de mort récente.

1.° La roideur des articulations. Plusieurs médecins & chirurgiens très-savans regardent ce signe comme infaillible; mais pour plus de sureté, je crois qu'il ne faut prononcer la certitude de la mort que lorsque ce signe se rencontre avec quelques-uns des suivans.

2.° La flaccidité des yeux. Celui-ci n'est pas moins sûr que la roideur des membres.

3.° Le défaut de ressort des muscles de la mâchoire inférieure. Voyez à ce sujet le Mémoire de M. Durande.

4.° Le relâchement du sphincter de l'anus. Voyez le même Mémoire.

5.° La lividité du bas-ventre. Ce signe est le plus certain de tous quand il a lieu. Chez beaucoup de sujets cette lividité commence à paroître peu de momens après la mort ; elle se voit principalement aux deux côtés de la ligne blanche, le long des muscles droits ; elle est l'effet de la décomposition putride, commencée dans le bas-ventre par l'effet de la maladie, dès avant la mort. Cette lividité est tardive à se montrer chez les sujets chargés d'embonpoint, & qui ont par conséquent les enveloppes de l'abdomen très-épaisse, & chez ceux qui périssent subitement.

6.° La connoissance de la maladie qui a précédé la mort, aidera beaucoup à l'homme de l'art à porter son jugement : mais cette connoissance ne peut être utile qu'autant que le cadavre offriroit plusieurs des signes dont je viens de parler ; car sans leur présence la maladie la plus longue, la plus destructive, ne pourroit pas faire prononcer sur la certitude de la mort.

Les épreuves chirurgicales ne fournissent aucune certitude. Dans l'état de mort la sensibilité est détruite, ou, si elle ne l'est pas, les malheureux sur lesquels on la met à de si dures épreuves, n'ont pas toujours la faculté d'en donner des marques. Il existe des témoignages que chez des sujets qu'on croyoit bien morts, on a ouvert la poitrine, levé le sternum, rompu les côtes, avant d'appercevoir des signes de vie, qui ne se sont manifestés qu'après ces cruelles opérations. Voyez, dans le Mémoire de M. Durande, l'histoire de l'abbé Provost.

Si, après douze heures, le mort est jugé sans ressource, je crois qu'il conviendroit qu'on le tirât de son lit pour le vêtir d'un caleçon & d'une espèce de robe-de-chambre de toile, ouverte par devant comme un peignoir, sans aucune bande ni ligature; on le placeroit ensuite dans une bière ouverte, la tête appuyée ſur un oreiller, & le viſage découvert. Il reſteroit ainſi expoſé à la vue de tout le monde, & gardé par une perſonne attentive à obſerver s'il ne ſe montreroit pas ſur le viſage quelques ſignes de vie. On le porteroit de même à l'égliſe & au cimetière. Sur le bord de la foſſe on l'appelleroit trois fois de ſuite, par ſon nom le plus familier, à haute voix (*l*) ; enſuite de quoi ou lui pouſſeroit dans le nez une plume trempée dans de bon alkali volatil. Si alors on n'appercevoit aucun indice de vitalité, on couvriroit le viſage du mort avec ſon bonnet, & on le deſcendroit dans la

---

(*m*) *At mihi non oculos quiſquam inclamavit euntes,*
Unum impetraſſem, te revocante, diem.
Properce, L. IV.

« Perſonne ne m'a appelé par mon nom dans le » temps que mes yeux s'éteignoient ; j'aurois obtenu » un jour de plus ſi vous m'euſſiez rappelé à la vie. »

foſſe ; mais avant de le couvrir de terre, je crois qu'il conviendroit qu'on ouvrît ſa robe-de-chambre, & qu'on lui verſât ſur la poitrine & ſur le bas-ventre, cinq à ſix livres de chaux vive, récemment éteinte dans une ſuffiſante quantité d'eau ; enſuite on rempliroit la foſſe, ſans mettre de planche ſur le cercueil.

Il eſt probable qu'avec ces précautions, peu coûteuſes, ſuſceptibles d'être obſervées partout, même dans les villages, on éviteroit bien des malheurs.

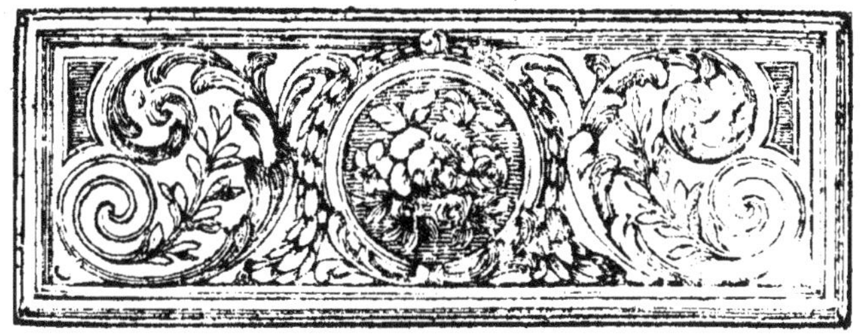

MÉMOIRE
SUR L'USAGE D'ENSEVELIR LES MORTS.

PAR M. DURANDE.

Qui tôt enſevelit, bien ſouvent aſſaſſine,
Et tel eſt cru défunt qui n'en a que la mine.
MOLIERE (*).

En réfléchiſſant ſur l'uſage de reſſerrer, par des bandes & des ligatures étroites, l'homme au moment de ſa naiſſance & de ſa mort, on eſt tenté de recourir à l'origine de ces pratiques ſingulières, & de chercher ſi elles ſont fondées en

(*) Epigraphe ajoutée par l'éditeur.

raiſons. Le maillot fut adopté par beaucoup de peuples ; cependant les Scythes, les Lacédémoniens, les habitans de la Sibérie, de l'Islande, les Egyptiens, les Siamois, les Japonois, les Indiens, les Nègres & les Américains, ne déférèrent point à un préjugé qui portoit à dégrader l'eſpèce humaine par des liens pernicieux au développement de ſes différentes parties. Cette pratique, trop éloignée de la nature, n'avoit pas été connue de pluſieurs de ces nations ; les autres l'avoient rejetée. On peut dire néanmoins qu'elle fut adoptée dans la plus grande partie de l'Europe. Les réflexions ſur l'abus du maillot commencent aujourd'hui à le faire proſcrire. Conſidérons également les uſages des peuples anciens & modernes, relativement aux morts ; examinons les inconvéniens dont l'enſeveliſſement peut être ſuivi. Il deviendra peut-être aiſé de faire ſentir que cette pratique ſingulière, qui ne fut jamais auſſi générale que l'uſage du maillot, mérite bien plus d'être proſcrite, ou au moins d'être réduite dans des bornes qui l'empêchent à l'avenir d'avoir les ſuites malheureuſes qu'elle n'eut que trop ſouvent.

Ariſtote prétendit qu'il étoit plus juſte de ſecourir les morts que les vivans. Platon, dans ſa république, n'omit point parmi les parties de la juſtice, celle qui étoit relative aux morts. Cicéron établit trois eſpèces d'équités : la première envers les dieux ; la ſeconde, relative aux mânes ou morts ; la troiſième envers les hommes. Ces principes ſemblent puiſés dans la nature ; ils paroiſſent au moins néceſſaires à l'entretien de la ſociété, puiſque dans tous les temps les peuples civiliſés prirent ſoin de faire rendre aux morts la ſépulture & les derniers devoirs.

Nous trouvons dans l'hiſtoire les traces du reſpect que les Indiens, les Egyptiens, les Syriens avoient pour les morts. Les derniers embaumoient les cadavres avec la myrrhe, l'aloës, le miel, le ſel, la cire, le bitume, les réſines; ils les faiſoient ſécher avec la fumée de pin & de ſapin. Les Egyptiens conſervoient les leurs avec la réſine de cèdre, les aromates & le ſel. Ces peuples gardoient ſouvent les momies ou au moins leurs effigies, dans les maiſons. On les préſentoit dans les grands repas, où, par le récit des actions de ſes aïeux, on s'excitoit à la vertu. Que ce reſpect pour les morts diffère de ce qui ſe pratique dans nos pays!

Les Grecs, dans l'origine, n'eurent pas probablement pour les morts la même vénération que les Egyptiens. Auſſi Empédocle, dans la 84.me Olympiade, rendit-il la vie à Ponthia, femme d'Agrigente, que l'on alloit enterrer (*a*). Mais ce peuple, en ſe civiliſant, en devenant

(*a*) Diogène Laerce, *de vita & moribus philoſophorum*, lib. 8.

plus inſtruit, ſentit la néceſſité d'établir des lois pour protéger les morts.

La loi vouloit à Athenes que l'on n'enterrât les morts qu'au troiſième jour; &, dans la plupart des villes de la Grece, ce n'étoit qu'au ſixième ou ſeptième jour que les funérailles avoient lieu. Lorſqu'un homme paroiſſoit avoir rendu le dernier ſoupir, ſon cadavre étoit lavé, le plus ſouvent par ſes parens, avec l'eau tiède, mêlée de vin. On l'oignoit enſuite avec l'huile; on le revêtiſſoit d'habits, ordinairement de fil de lin, ſuivant l'uſage des Egyptiens: ces habits étoient blancs à Meſſine, à Athenes, & dans la plupart des villes de Grece, où l'on couronnoit le cadavre de fleurs. A Spartes l'habillement étoit pourpre, & l'on entouroit le cadavre de feuilles d'olivier. On dépoſoit enſuite le corps dans un lit, à l'entrée de la maiſon, où il reſtoit juſqu'au temps des funérailles. Dans les magnifiques obſèques que Alexandre fit à Ephestion, le cadavre ne fut brûlé qu'au dixième jour.

Les Romains, dans leur institution, ne furent pas d'abord plus religieux que les Grecs. Acilius Aviola, étant tombé en léthargie, fut réputé mort ; on le porta sur le bûcher, le feu le ranima ; il s'écria qu'il vivoit, & périt néanmoins faute de secours. Lamia, préteur, eut le même sort. Tubero, qui avoit été préteur, fut rapporté du bûcher (*b*). Asclépiade (*c*), médecin qui vivoit du temps de Pompée le Grand, environ 120 ans avant l'ère chrétienne, revenant de sa maison de campagne, vit près des murailles de Rome un grand convoi, & une foule de gens qui assistoient à des obsèques en habit de deuil, avec des témoignages d'affliction extraordinaire.

(*b*) *Valerius Maximus*, lib. I, cap. 8. *Pline*, lib. VII, cap. 52.

(*c*) Histoire de la Médecine, par Leclerc, p. 394. Celse, lib. II, cap. 6.

Il demanda ce que c'étoit ; perſonne ne voulut lui répondre. Il s'approcha du prétendu mort ; & croyant reconnoître en lui des ſignes de vie, il s'écria qu'il falloit éloigner les flambeaux, emporter les feux, & abattre le bûcher. Sur cela il s'éleva une eſpèce de murmure dans la troupe : les uns diſoient qu'il falloit croire le médecin, les autres ſe moquoient de la médecine. Les parens ſe rendirent enfin aux inſtances d'Aſclepiade ; on conſentit de différer un peu les obſèques, & le prétendu mort fut rendu à la vie. Il paroît que ces exemples, & pluſieurs autres ſemblables, engagèrent les Romains à retarder davantage les funérailles, & à prononcer des lois qui puſſent empêcher ces inhumations précipitées (*d*).

(*d*) *Undè putatis inventos tardos funerum apparatur ? undè quod exequias planctibus, ploratu, magnoque ſemper inquietemus ululatu ? Quàm quod vidimus ſæpè poſt conclamata ſuprema redeuntes.* Fabius, Decl. 8.

A Rome, après avoir donné un temps ſuffiſant aux pleurs, le parent le plus proche fermoit ordinairement les yeux du mort. On lavoit ſon corps avec l'eau tiède, ſoit pour le rendre propre à être oint avec l'huile, ſoit pour ranimer le principe de vie qui pouvoit reſter intérieurement, ſans ſe manifeſter. On faiſoit enſuite des épreuves pour s'aſſurer de la mort, ce qui étoit ſouvent réitéré pendant le temps où le corps reſtoit expoſé ; car il y avoit des perſonnes chargées de viſiter les morts & d'en conſtater l'état. Cet uſage s'eſt conſervé ſeulement pour les papes. Le ſecond jour, après avoir encore lavé une ſeconde fois le cadavre, on l'oignoit d'huile & de baume. Le luxe s'introduiſit à tel point dans le choix de ces baumes étrangers, que ſous le conſulat de Licinius Craſſus & de Jules Céſar, le ſénat défendit de tirer les parfums d'ailleurs que de l'Italie. Le troiſième jour on revêtiſſoit le cadavre ſuivant ſa dignité & ſa condition. On mettoit la robe prétexte aux Magiſtrats, la pourpre aux Conſuls : cette dernière robe étoit tiſſue d'or pour les vainqueurs qui avoient mérité les honneurs du triomphe. La robe étoit blanche pour les autres Romains, & noire pour le bas peuple. Ces habillemens étoient ſouvent préparés de loin, & avec le plus grand ſoin, par les mères & les épouſes des perſonnes encore vivantes (*e*).

(*e*) On lit dans Homère, qu'Andromaque faiſoit travailler un habit pour les obſèques à venir d'Hector encore vivant. La mère d'Euryale ſe plaint, dans le neuvième livre de l'Énéide, de ce qu'elle n'a pu conduire le corps de ſon fils au tombeau, de ce qu'elle n'a pu lui fermer les yeux, laver ſes bleſſures, & le revêtir, pour la ſépulture, de ces habits auxquels elle travailloit jour & nuit ; ouvrage qui ſervoit de conſolation à ſa vieilleſſe.

Nec te .... tua funera mater
Produxi preſſive oculos, aut vulnera lavi
Veſte tegens, tibi quam noctes feſtina dieſque
Urgebam, & telâ curas ſolabar aniles.

En comparant ces uſages aux nôtres, on eſt tenté de les trouver barbares. Mais lorſqu'en même temps

Le quatrième jour on plaçoit le mort dans un lit, & on l'expoſoit ſous le veſtibule de la maiſon ; le viſage étoit tourné du côté de l'entrée, & les pieds près de la porte : il reſtoit ainſi juſqu'à la fin de la ſemaine. Près du lit étoient des cierges allumés, une caſſolette dans laquelle brûloient des parfums, un vaſe d'eau luſtrale, dont ceux qui approchoient du cadavre, s'arroſoient. Un vieillard de la famille des libitinaires, ou autrement du nombre de ceux qui fourniſſoient tout ce qui étoit néceſſaire pour les funérailles, ſe tenoit aſſis près du défunt avec les domeſtiques en manteau noir. Au huitième jour on procédoit aux funérailles. Mais, pour em-

---

on réfléchit ſur les traits d'humanité des Grecs & des Romains, ſur les ſacrifices qu'ils faiſoient de leur propre vie pour conſerver celle de leurs parens ou de leurs amis, on juge que ces peuples n'enviſageoient la mort que comme le terme de la vie, & qu'ils avoient appris à vivre & à mourir.

pêcher le corps de ſe corrompre juſqu'à ce temps, on ſe ſervoit de ſel, de cire, de reſine de cèdre, de myrrhe, de miel, de baume, de gypſe, de chaux, d'aſphalte ou bitume de Judée, de natrum, &c. On portoit le cadavre à viſage découvert, à moins que les bleſſures ou le genre de ſa maladie ne le rendiſſent hideux; dans ce cas on ſe ſervoit, ou d'un maſque, d'où l'on diſoit *funera larvata*, ou de plâtre. Ce fut de ce dernier moyen que Néron fit uſage, après avoir fait empoiſonner Germanicus; car l'effet du poiſon étoit devenu ſenſible par les taches & la lividité du cadavre : mais la pluie étant ſurvenue, le plâtre fut entraîné par l'eau, & le fratricide fut décelé.

Les Turcs furent toujours dans l'uſage de laver le corps avant de l'inhumer; & comme les ablutions ſont complètes, & qu'il n'eſt point de parties qui échappent à l'attention de ceux qui font ces lugubres cérémonies, ils peuvent s'appercevoir si la personne est vivante ou morte, en examinant, entr'autres, si le sphincter a perdu sa force de contraction : or, si ce muscle reste encore contracté, ils réchauffent le corps & tâchent de le rappeler à la vie ; autrement, après l'avoir lavé avec l'eau & le savon, ils l'essuient avec des linges, le lavent de nouveau avec l'eau-rose & l'encens ; ensuite ils le couvrent de riches habillemens, ils mettent sur la tête un bonnet garni de fleurs, étendent le cadavre sur un tapis placé dans le vestibule ou la salle d'entrée de la maison.

Les Juifs seuls, après avoir lavé le corps & l'avoir enduit d'aromates d'une odeur plus ou moins agréable, suivant la condition du mort & ses facultés, l'entouroient ensuite de linges & de bandes, & lui couvroient la tête d'un suaire.

Dans la primitive Église on lavoit & ensuite on oignoit les morts ; on enveloppoit le cadavre avec un linge, ou on le couvroit d'habillemens plus ou moins riches, & l'on n'enterroit qu'après avoir exposé le corps & l'avoir gardé un ou deux jours dans la maison. La coutume de revêtir les morts s'est conservée seulement en France pour les princes & les ecclésiastiques.

Dans les autres contrées on prend plus ou moins de soins pour empêcher les inhumations précipitées. A Genève il y a des personnes préposées à la visite des corps morts. Leur fonction consiste à examiner si la mort est certaine, & si elle est naturelle ou violente. Dans le Nord, ainsi qu'à Gènes, l'usage est de n'enterrer qu'après trois jours révolus. En Hollande, on pousse encore les précautions plus loin, & on enterre plus tard. En Espagne, on revêtit les morts assez ordinairement d'habits religieux. En Allemagne, on leur met des habillemens plus ou moins riches; &, le visage découvert, on les place dans une chambre : on choiſit ordinairement celle qui eſt la plus voiſine de l'entrée de la maiſon. Je les ai vus ainſi expoſés.

En Angleterre, les gens les plus pauvres gardent les morts quatre, cinq & ſix jours, & les voiſins ſont invités à voir le défunt expoſé : car, à moins que les Anglois ne meurent de maladies contagieuſes, on les lave avec des herbes aromatiques, on les raſe, on les habille ſuivant leur ſexe. Toutes les pièces de l'habillement ſont faites d'une étoffe de laine blanche, d'une eſpèce de crêpe ; on y eſt même obligé, à moins qu'on ne préfère de payer une amende de cinq guinées aux pauvres de la paroiſſe. C'eſt un moyen dont cette nation induſtrieuſe s'eſt ſervie pour l'encouragement des manufactures de laine & le bien des pauvres. S'il arrive d'enterrer avant quatre jours, cette précipitation fait naître des ſoupçons parmi les voiſins, qui ne manquent jamais de s'adresser aux magistrats, & de faire exhumer le cadavre, pour reconnoître s'il ne porte aucune trace de mort violente. De plus, chaque paroisse établit deux commissaires qui entrent dans les maisons, voient le mort, & font au consistoire des marguilliers le rapport de la maladie à laquelle il a succombé. Cet usage a eu lieu dans tous les temps en Angleterre. Jamais on n'a été dans la nécessité de solliciter des lois à cet égard; c'est un avantage qu'ont les Anglois sur les autres nations, qui furent souvent dans le cas de faire des réclamations sur cet objet intéressant (*f*).

(*f*) *Sepulti vivi*, Camerarius, memorabilium, cent. 14, part. 5, 6, 7, 8. *Quidam sepultus reviviscit*: ib. part. 1. *Sepultus reviviscens*: ibid. part. 2. *Admonitio ad Senatum de non sepeliendis gravidis*: ibid. cent. II, part. 32. *Appoplectici, epileptici, ab utero strangulati seriùs humandi*: ibid. cent. 7, part. 43. *Sepelire antè triduum quos non oportet*: Minaldus, cent. 9, aph. 34. *Sepultura accelerata*: Borellus, cent. 3, ch. 44. Lancisi, *de subitaneis mortibus, &c. &c.*

Ce n'eſt pas ſeulement en Europe où l'on prend des précautions contre les inhumations précipitées. Lorſqu'en Aſie un habitant du royaume de Boutan meurt, on garde le mort à la maiſon pendant trois jours, qui ſe paſſent ne chants & en prières (*g*).

Si, au lieu de ſuivre l'exemple de ces peuples, nous nous ſommes écartés du reſpect que les anciens avoient pour les morts, nous le devons aux préjugés de l'enfance. Dans ce premier âge, des nourrices, des domeſtiques groſſiers inſinuent à l'enfant confié à leur ſoin, les puérilités dont eux-mêmes ſont ſuſceptibles; & les préjugés de la première jeuneſſe ſont les plus difficiles à ſurmonter. A peine eſt-on réputé avoir ceſſé de vivre, qu'un homme mort devient un ſujet d'horreur. Le corps eſt abandonné à des

(*g*) M. Aubry, Oracles de Cos; diſcours préliminaire, pag. 39.

mercenaires qui commencent par le tirer d'un lit fort chaud pour le mettre ſur de la paille froide, ou qui au moins tamponnent le fondement pour empêcher le mort de ſâlir le lit dans lequel ils veulent bien le laiſſer. Bientôt la dévotion, ou le deſir de la dépouille, attire les enſeveliſſeurs, qui commencent par envelopper la tête & le viſage avec une coiffe de bonnet renverſée qui forme une eſpèce de ſac; ils mettent quelquefois du coton dans la bouche, dans les oreilles & dans le fondement, ſi l'on n'a pas pris cette dernière précaution avant leur arrivée: ce coton eſt placé dans la vue d'empêcher le mort de ſâlir le linge dont ils doivent l'envelopper. Ils ſerrent enſuite la poitrine & les bras avec une bande; ils paſſent une autre bande ſur le bas-ventre: cette dernière, qui comprend les avant-bras, ſert à entourer les pieds; &, pour la fixer, on la paſſe dans le gros orteil. Après cela les enſeveliſſeurs enveloppent tout le corps avec un drap, qu'ils attachent aux deux extrémités, & qu'ils couſent ou qu'ils fixent avec des épingles, obſervant toujours de ſerrer le plus qu'ils peuvent. C'eſt ainſi qu'on ajuſte un homme par ſon cercueil; il ſeroit difficile de faire pire, ſi l'on avoit l'intention d'accélérer la mort, ou de rendre impoſſible le renouvellement de la vie.

Le froid auquel on expoſe un homme, avant qu'il ne ſe ſâliſſe, eſt du plus grand danger; car tant que le ſphincter reſte en contraction, il ſubſiſte au-dedans de nous un reſte d'irritabilité, & conſéquemment de vie. La ſortie des matières inteſtinales eſt l'*ultimum vitæ*. Ainſi, tant que l'enfant n'a point rendu le méconium, l'accoucheur, malgré les apparences les plus triſtes, eſpère encore le rappeler à la vie. La ſortie de cet excrément lui paroît au contraire un ſigne preſque certain de la mort.

Le tampon dans le fondement n'a pas moins d'inconvéniens ; il empêche l'action des parties dans lesquelles la vie subsiste encore : car M. l'abbé Spallanzani vient de prouver que la digestion continue quelque temps après la mort. Si ces parties pouvoient recouvrer ensuite assez de force & d'irritabilité pour ranimer nos autres organes, le tampon deviendroit nécessairement un obstacle à leur action salutaire. La situation différente que l'on donne au corps suffit, lorsqu'il est parvenu au dernier degré de foiblesse, pour déterminer la mort ou l'accélérer ; c'est néanmoins ce qu'on fait en retirant l'oreiller & plaçant le cadavre sur une paillasse (*h*). De plus, il s'exhale continuellement pendant la vie, dans les cavités de la tête, de la poi-

---

(*h*) Hoffmann, *med. rat.* tom. I, p. 1, cap. 3. Valentini, *novellæ medico legales*, *versùs finem : de pulvinari morientibus non subtrahendo.*

trine, du ventre, une vapeur qui eſt ſans ceſſe réſorbée par les vaiſſeaux : mais ſi cette vapeur eſt condenſée par le froid, elle s'épaiſſit en goutte, comme on le reconnoît en ſoufflant ſur une glace ; dès-lors il ſe forme des épanchemens qui gênent l'action des vaiſſeaux, & qui s'oppoſent au renouvellement de la vie. L'humanité réclame contre une économie auſſi déteſtable ; elle preſcrit de permettre au malade de terminer ſa triſte carrière dans un lit qui ſoit bon & chaud ; elle veut que l'on éloigne ainſi les cauſes qui peuvent accélérer le terme de la vie.

On enſevelit cinq à ſix heures après la mort apparente ; cependant combien n'exiſte-t-il pas d'exemples où le principe de vie s'eſt conſervé plus de temps encore après la ceſſation du mouvement du cœur & des artères. On ſait que le cœur s'affoiblit ordinairement par degré, qu'il finit par n'être plus en état de pouſſer le ſang dans les artères, que ce ſang reflue vers les gros vaiſſeaux, & que la circulation ceſſe; mais ſi le mouvement tonique ſubſiſte encore, la circulation peut ſe rétablir; & c'eſt ſurtout dans la circonférence du corps qu'il peut être mis en jeu pour pouſſer le ſang: ainſi, étant excité par des frictions ſur la peau, par l'inſufflation dans les inteſtins, ſuivant la pratique des Acadiens (*i*), il a pluſieurs fois fait revivre des gens que l'on avoit retirés de l'eau avec toutes les apparences de la mort. Mais lorſque le corps eſt enſeveli, les parties extérieures ſont glacées & dans un état de compreſſion. D'ailleurs, il ne ſuffit pas que ce mouvement tonique ſoit excité, il faut encore éloigner tous les obſtacles qui s'oppoſent à ce qu'il ſe propage & mette en jeu les organes du pouls & de la reſpiration; mais la preſſion faite ſur la

(*i*) Dierville, voyage d'Acadie, pag. 190.

poitrine, ſur le ventre, tandis que la bouche eſt fermée & quelquefois remplie de coton, deviennent des obſtacles preſque inſurmontables. La preſſion ſur le ventre a le double déſavantage de s'oppoſer à l'abaiſſement du diaphragme, d'empêcher ainſi la reſpiration, & de plus de comprimer les inteſtins, qui ordinairement ſont la dernière partie dans laquelle ſubſiſte le principe vital. Il réſulte donc de cet uſage précipité, ou que l'on étouffe quelquefois un reſte de vie, ou qu'on l'opprime pour un temps; de ſorte qu'il ne ſe rétablit que dans les horreurs du tombeau.

La différence eſt ſi foible entre la fin d'une vie très-petite & le commencement de la mort, l'incertitude des ſignes de ce dernier état eſt ſi bien établie par les auteurs anciens & modernes, qui ſe ſont occupés de cet objet intéreſſant, qu'il devient impoſſible de ſuppoſer les enſeveliſſeurs capables de diſtinguer une

mort

mort apparente d'une mort réelle. Les animaux qui dorment tout l'hiver, vivent ſans donner aucun ſigne de vie (*k*). Dans ce cas, la circulation n'eſt que ſuſpendue : mais fût-elle anéantie, l'eſprit vital, comme je viens de le dire, ne perd pas ſon action auſſi facilement que nos autres fluides ; & le principe de vie, qui ſurvit long-temps aux apparences de la mort, peut ranimer un corps où l'action de tous les organes paroiſſoit éteinte (*l*) : mais qu'il eſt difficile de déterminer ſi ce principe ſurvit ! Des animaux étouffés par les vapeurs méphitiques, n'ont pu être rappelés à la vie, quoiqu'ils paruſſent moins affectés que d'autres qui ont revu le jour (*m*) ; le refroidiſſement, la peſanteur du corps, la couleur livide, plombée & comme

(*k*) Lanciſi, *de ſubitaneis mortibus*, lib. I, cap. 15.

(*l*) Senac, Traité de la ſtructure du cœur.

(*m*) M. Portal ; Rapport fait à l'Académie des Sciences ſur la mort de deux perſonnes ſuffoquées par la vapeur du charbon.

jaunâtre du viſage, ſont des ſignes très-incertains. M. Zimmermann les a tous obſervés ſur le cadavre d'un homme que la crainte d'une mort méritée avoit ſemblé faire périr. On pouvoit le remuer, le tirer, le retourner à la manière des cadavres, ſans aucune réſiſtance, & néanmoins après vingt-quatre heures il fut rappelé à la vie au moyen de l'alkali volatil.

Un ancien directeur du bureau des caroſſes de Dijon, nommé Colinet, fut réputé mort : le bruit s'en répandit dans la ville. Un de ſes amis voulut le voir au moment où l'on ſe diſpoſoit à l'enſevelir. A force de l'enviſager, il crut appercevoir quelques reſtes de ſenſibilité dans les muſcles du viſage ; il entreprit de le ranimer avec des liqueurs ſpiritueuſes ; & ce directeur jouit encore aſſez long-temps après de la vie qu'il dut à ſon ami. Ce miracle, que je tiens de mon père, fut le même que ceux d'Empédocle & d'Asclépiade. Ces prodiges seroient peut-être plus fréquens, si l'on appeloit toujours les gens de l'art dans les cas de mort subite, où l'on est souvent trompé par les apparences de la mort (*n*).

(*n*) Lemnius (*de occultis naturæ miraculis*, lib. 2, cap. 31.) avertit de retarder l'inhumation dans les cas d'apoplexie, de léthargie, d'épilepsie, de suffocation hystérique, parce qu'on a souvent reconnu, en ouvrant les charniers, que ces infortunés avoient survécu à leur enterrement. Lancisi (*de subitaneis mortibus*, lib. 22, cap. 46.) rappelle à cette occasion la loi qui défend d'ensevelir tout de suite les morts, & surtout ceux qui sont enlevés par une mort subite. Les histoires rapportées par Fabrice Hildan (cent. 2.), par Camerarius (admir. tract. XV), par Horstius (*in Marcelli Donati*, lib. VII), par Macrobe (*in somnio Sipionis*), par Platon (dans sa République, liv. 10), par Valère Maxime (lib. 1, cap. 8), & par un plus grand nombre d'auteurs modernes, ne laissent aucun doute sur les dangers d'une telle précipitation. Non-seulement les signes ordinaires sont très-incertains: mais on peut en dire autant de la roideur des membres, qui peut être convulsive; de la dilatation des prunelles, qui peut avoir la même cause; de l'affaissement des yeux, qu'il est souvent très-difficile de dis-

Un homme peut tomber en ſyncope ; il peut y reſter trois , & même huit jours : on a vu dans ce cas des gens

---

tinguer de la flaccidité, de la molleſſe, qui ſeules déſignent la perte entière du mouvement tonique ; enfin, de la putréfaction, qui peut attaquer également une partie d'un corps vivant, & devient alors très-difficile à diſtinguer de celle qui ſurvient à un mort. Haller, convaincu de l'incertitude de tous ces ſignes, en propoſe un nouveau qu'il regarde comme infaillible ; c'eſt d'ouvrir la bouche & d'écarter le plus qu'il eſt poſſible la mâchoire inférieure. « Si la perſonne, dit-il, eſt encore en vie, la bou» che ſe fermera ſur le champ d'elle-même, parce » que le tiraillement des muſcles de la mâchoire aura » réveillé leur irritabilité endormie. » Mais la mâchoire pourroit être paralyſiée ou privée d'irritabibilité, ſans qu'un homme fût mort La vie ſe conſerve plus long-temps dans le trajet des inteſtins. Le ſigne indiqué par le ſieur Fothergill paroît mériter plus d'attention. « Si l'air ſoufflé dans la bouche, » dit ce médecin, paſſe librement à travers tout le » canal alimentaire, cette liberté de paſſer offre une » préſomption très-forte de la deſtruction de l'irrita» bilité des ſphincters internes, & conſéquemment de » la ceſſation de la vie. » Ces ſignes, qui méritent d'être confirmés par de nouvelles obſervations, ne ſont certainement pas connus des enſeveliſſeurs.

recouvrer la vie après avoir été déposés parmi les morts. Tandis que j'étois en Allemagne, l'infirmier, garçon de pharmacie de l'hôpital militaire de Cassel, parut avoir rendu le dernier soupir. On le porta dans la salle des morts, où on l'enveloppa d'une simple serpillière. Quelque temps après, revenu de sa léthargie, il reconnut le lieu où on l'avoit déposé. Il se traîna jusqu'à la porte, qu'il frappa de ses pieds. Ce bruit fut heureusement entendu de la sentinelle, qui, s'étant bientôt apperçue du mouvement de la serpillière, appela du secours. On porta le moribond dans un lit bien chaud; & j'ai vu cet homme continuer jusqu'à la paix le service des hôpitaux. S'il eût été serré par des bandes ou des ligatures étroites, il n'auroit pu se faire entendre; ses efforts inutiles l'eussent fait tomber dans une nouvelle syncope; on l'eût enterré tout vivant.

On ne doit pas être étonné que des infirmiers aient pris une ſyncope pour une mort réelle, puiſque les perſonnes les plus éclairées ſont tombées dans une erreur ſemblable. Le docteur Jean Schmid (*o*) rapporte qu'une petite fille de ſept ans, après avoir eſſuyé pendant quelques ſemaines les accès de la toux la plus violente, fut tout-à-coup délivrée de cette maladie incommode, & parut jouir d'une bonne ſanté. Mais quelques jours après, jouant avec ſes camarades, cet enfant tomba par terre, comme ſi elle eût été frappée de la foudre. Une pâleur mortelle ſe répandit ſur ſes joues & ſur ſes bras; on ne lui ſentoit point de pouls, les tempes étoient enfoncées; elle ne donnoit aucun ſigne de ſentiment, ſoit qu'on la ſecouât ou qu'on la pinçât. Le médecin, qui la crut morte, céda, quoique ſans eſpoir de ſuccès, aux

(*o*) Ephémérides, déc. 1, ann. 1677.

inſtances réitérées des parens, & fit quelques tentatives pour tâcher de rappeler cet enfant à la vie. Enfin, après pluſieurs eſſais inutiles, il lui fit frotter rudement la plante des pieds avec des vergettes trempées dans une forte ſaumure. Au bout de trois quarts d'heure, cette jeune fille pouſſa un petit ſoupir; on lui fit avaler un peu de liqueur ſpiritueuſe, & la vie fut rétablie. Un homme, ayant fait un voyage pour voir ſon frère, le trouve mort. Cette nouvelle le plonge dans une ſyncope ſi affreuſe, qu'on le croit mort lui-même. Après avoir employé les moyens ordinaires pour le rappeler à la vie, on décide qu'il faut l'ouvrir pour reconnoître la cauſe d'une mort auſſi ſubite. Le prétendu mort entend le complot, ouvre les yeux, ſe lève & s'enfuit (*p*). Le cardinal Eſpinola, premier miniſtre

---

(*p*) Ficher, *de ſenio*, part. XLVI, pag. 177.

de Philippe II, n'eut pas le même bonheur ; car on lit dans les Mémoires d'Amelot de la Houssaie, qu'il porta la main au scalpel avec lequel on l'ouvrit pour l'embaumer. Enfin, personne n'ignore que Vesale, le père de l'anatomie, ayant été mandé pour ouvrir une femme hystérique, qui passoit pour morte, reconnut au second coup de scalpel, par ses mouvemens & ses cris, qu'elle étoit encore vivante ; ce qui le rendit odieux, l'obligea de prendre la fuite, & lui causa un tel chagrin qu'il mourut peu de temps après (*q*). Je ne puis me dispenser d'ajouter encore l'histoire d'un événement plus récent & non moins malheureux. L'abbé Prevost, si connu par ses écrits & par la singularité de sa vie, fut, le 23 octobre 1763, frappé d'une attaque d'apoplexie dans la forêt de Chantilly : on porta son

(*q*) Lancisi, *de subitaneis mortibus*, lib. 23, cap. 46.

cadavre au curé du village le plus prochain. La Justice fit procéder sur le champ à l'ouverture. Un cri fit connoître au chirurgien que l'abbé Prevost n'étoit point mort, & glaça d'effroi les assistans ; mais c'étoit trop tard, le coup porté étoit mortel (*r*).

La difficulté de distinguer une mort apparente d'une mort réelle, est cause que dans tous les pays où l'on a inhumé avec trop de précipitation, la loi est venue au secours de l'humanité. Parmi plusieurs règlemens faits à cette occasion, j'en citerai seulement quelques-uns des plus récents : tels sont ceux d'Arras en 1772, de Mantoue en 1774, du grand-duc de Toscane en 1775, de la sénéchaussée de Sivrai en Poitou en 1777, & du parlement de Metz dans la même année. Il doit suffire de rapporter celui

(*r*) Mémoires d'un homme de qualité, tome I. Essai sur la vie de l'abbé Prevost, pag. 26.

de Toſcane pour donner une idée des autres. Par cet édit, le grand-duc défend de procéder avec précipitation à l'inhumation des perſonnes frappées de mort ſubite & violente; il ordonne d'en avertir les magiſtrats de ſanté, afin que les médecins & chirurgiens puiſſent examiner le corps, pour le rappeler à la vie, s'il eſt poſſible, ou découvrir la cauſe de ſa mort, & en faire un rapport au tribunal. A cette occaſion le magiſtrat de ſanté ordonne que les morts ne ſoient couverts, juſqu'au moment de l'inhumation, qu'autant que le demandent l'honnêteté & la décence, en obſervant toujours que le corps ne ſoit point ſerré, que rien ne puiſſe comprimer les veines jugulaires & les artères carotides externes. Il défend d'enſevelir ſuivant les anciens abus; il veut qu'on laiſſe les mains & les bras étendus, ſans les replier pour les appuyer ſur la poitrine ou ſur l'eſtomac. Il défend ſurtout de ſerrer les mâchoires l'une contre l'autre, & de remplir la bouche & les narines avec du coton & des étoupes. Enfin, il enjoint de ne point couvrir le viſage du mort avec un capuchon on une pièce de toile, ſi ce n'eſt au moment où on le met dans le cercueil.

On ne peut s'empêcher d'admirer la ſageſſe d'un pareil édit, lorſqu'on compare ce qu'il preſcrit avec ce qui ſe paſſe dans cette ville. M. de la Place, conſulté ſur ce qu'il convenoit de faire après la mort tragique de l'abbé Prevoſt, répondit, *gémir & ſe taire*. Nous devons gémir ſur les ſuites funeſtes que doivent avoir les enſeveliſſemens précipités, mais notre ſilence ſeroit blâmable. Ici, dès que la nouvelle d'une mort ſe répand, les enſeveliſſeurs ou les enſeveliſſeuſes accourent: le grand nombre eſt ſans doute attiré par la dévotion; mais quelques-uns peuvent être amenés par l'eſpoir de la dépouille, qui appartient à celui qui remplit la trifte fonction d'enfevelir ; au moins peut-on fuppofer ce motif aux gardes-malades, qui quelquefois fe chargent de ce foin. Les enfeveliffeurs font introduits par les domeftiques, auxquels le cadavre eft abandonné ; ils le vifitent fuivant leurs foibles connoiffances ; ils le trouvent ordinairement dépofé fur une table ou une paillaffe, où il s'eft refroidi ; ils l'enfeveliffent quatre, cinq ou fix heures après la mort apparente : ils éludent ainfi la loi qui fixe le terme où il eft permis d'enterrer ; car l'enfeveliffement précipité peut, de même qu'un enterrement fait trop à la hâte, s'oppofer au retour de la vie, ou opprimer un refte de fentiment qui ne fe réveille que dans le tombeau. On raconte dans cette ville les fuites funeftes de plufieurs inhumations précipitées ; mais ces hiftoires, qui peuvent être vraies, ne font pas affez conftatées : il fuffit de favoir que cet abus exifte. Il n'eft aucun médecin ou chirurgien, qui, dans ces triſtes circonſtances où il devient eſſentiel de conſulter les morts pour pouvoir conſerver la ſanté des vivans, n'ait trouvé quelquefois, quoiqu'après avoir obtenu l'aveu des familles pour l'ouverture du cadavre, le mort déjà enſeveli ou même renfermé dans le cercueil. J'en ai vu retirer un de cette boîte funèbre avec les membres encore flexibles & le corps non entièrement refroidi; la connoiſſance du genre de la maladie pouvoit ſeule ſuffire pour perſuader qu'il ne devoit plus voir le jour : mais quel motif avoit pu déterminer les enſeveliſſeurs ?

Après tout ce que j'ai dit dans ce Mémoire, il devient aiſé de ſentir que les enſeveliſſemens peuvent avoir les ſuites les plus affreuſes, & qu'il ſeroit avantageux de proſcrire ce reſte de judaïſme, ou au moins de ne le permettre qu'après un délai ſuffiſant pour conſtater la mort (*s*). Il eſt difficile de penſer ſans frémir, que cette pratique, admiſe par un très-petit nombre de peuples, inconnue ou dédaignée par tant d'autres, peut faire deſcendre un homme dans la tombe, avant qu'il ait rendu le dernier ſoupir.

(*s*) La ville d'Arras défend d'enſevelir avant le temps où il eſt permis de renfermer le cadavre dans le cercueil ; c'eſt-à-dire, 24 heures après une mort ordinaire, & 48 après une mort ſubite.

FIN.

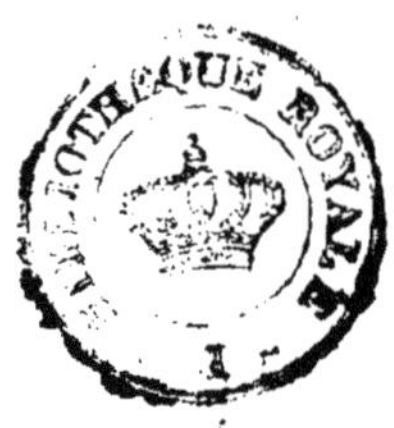

www.ingramcontent.com/pod-product-compliance
Ingram Content Group UK Ltd.
Pitfield, Milton Keynes, MK11 3LW, UK
UKHW021624260726
13994UKWH00003B/1053